AF611042

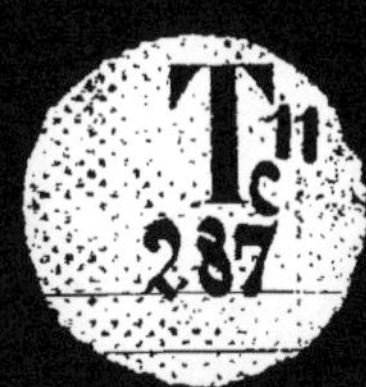
Tc 11
287

CONSEILS HYGIÉNIQUES

A LA

CLASSE OUVRIÈRE

PAR LES DOCTEURS

JANTET Charles et JANTET Hector,

ANCIENS INTERNES DES HÔPITAUX DE LYON.

(Une Mention honorable a été décernée par la Société de Médecine de Lyon à cet opuscule.

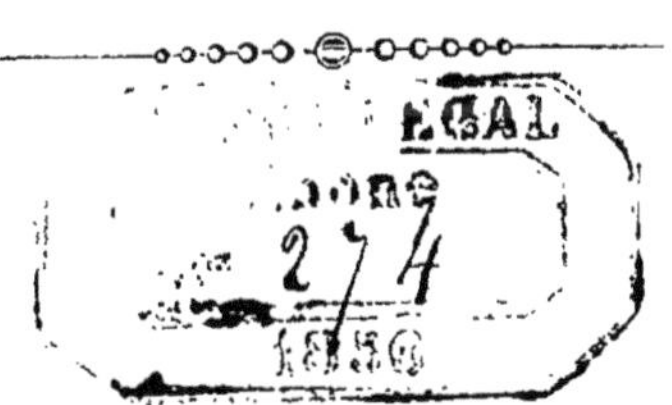

LYON

IMPRIMERIE DE REY ET SÉZANNE

rue Saint-Côme, 2.

1856.

CONSEILS HYGIÉNIQUES

À LA

CLASSE OUVRIÈRE.

OUVRIERS,

Vous préféreriez, sans doute, des réformes sociales à des préceptes hygiéniques, mais la science qui trouve n'est pas la force qui réalise. Médecins, nous ne pouvons vous donner que des conseils, et faire des vœux pour que tant d'améliorations, nécessaires à votre bien-être matériel et moral, soient promptement réalisées.

Condorcet affirmait, dans son tableau des progrès de l'esprit humain, que la médecine préservatrice ou l'hygiène fera disparaître la plupart des maladies. Nous partageons l'opinion de cet homme illustre. Nous sommes convaincus que les affections morbides qui vous frappent doivent infailliblement céder devant le perfectionnement de l'hygiène et les progrès de l'aisance générale, car, comme l'a dit Lamennais : « Les souffrances et les douleurs des hommes sont l'œuvre de l'homme enseveli dans sa misère, son ignorance, et corrompu dans ses passions. »

Pour comprendre les causes de vos maladies, les moyens hygiéniques propres à les prévenir, il est nécessaire de vous initier à quelques-uns des principaux actes de la vie. Peut-être trouvera-t-on étrange de voir un médecin inculquer à l'ouvrier quelques notions sur le mécanisme de notre être? Quant à nous, rien de plus rationnel, car ce qui a fait le malheur de la médecine, ce qui a grandi le charlatanisme, c'est l'isolement dans lequel s'est renfermée la science médicale. Lorsqu'on soulèvera le voile impénétrable qui la recouvre, lorsqu'elle cessera d'être un mystère, alors, seulement alors, l'hygiène sera comprise et mise en pratique ; la médecine grandira et le charlatanisme aura disparu.

Vous donner des conseils sur vos habitations, sur votre nourriture, vos vêtements, sans vous en expliquer le rôle, le mécanisme, le pourquoi ; vous dire d'avoir une alimentation bonne et suffisante, des habitations spacieuses, aérées, éclairées, des vêtements propres, appropriés aux saisons, ce serait répéter des choses que vous savez déjà. Ce qu'il importe le plus de vous faire connaître, ce sont les causes de vos maladies, et pour cela, vous montrer que notre corps, merveilleusement organisé, fonctionne sans cesse, que ses rouages doivent être continuellement alimentés, que la vie n'est qu'une suite de compositions et de décompositions, desquelles dépend notre existence. Comme l'a dit un célèbre médecin, Sanctorius : Ce qui fait que la chair vivante ne se décompose pas comme la chair morte, c'est qu'elle se renouvelle chaque heure, chaque seconde, toujours.

Notre corps n'est qu'un merveilleux laboratoire où après nous être approprié ce que nous empruntons aux végétaux et aux animaux, nous le restituons à la terre.

Les maladies qui vous frappent sont nombreuses, mais presque toutes reconnaissent une seule cause : le *Froid continu* ou la *Misère*.

L'homme a une chaleur intérieure, appelée chaleur animale, dont la température a été évaluée a 37 degrés centigrades. Cette température varie très peu, suivant les âges, les professions, les climats ; mais de son peu d'élévation ou de son léger abaissement resultent des conséquences funestes.

Cette chaleur est produite par notre alimentation et par l'air que nous respirons.

Les aliments, après avoir subi dans le canal digestif plusieurs transformations, se séparent en deux parties : l'une, impropre à notre corps, est rejetée au dehors, ce sont les excréments ; l'autre, indispensable à l'organisme, passe dans le sang.

Deux choses peuvent alors arriver : ou cette portion d'aliments est assimilée, identifiée, convertie en nos propres tissus, ou elle est détruite par l'air que nous respirons à la suite d'un phénomène identique à celui qui se passe dans la production de la chaleur de nos foyers. De cette destruction, ou plutôt de cette combustion, résulte la chaleur animale.

Ainsi, l'aliment véritable, essentiel à notre conservation, remplit deux buts : l'un, de réparer les pertes que nos tissus éprouvent sans cesse ; l'autre, de produire notre calorique. Cela devait être, car, par la transpiration de la peau, des poumons, par les urines, chaque heure nous éliminons un gramme de matière assimilée, ou mieux un gramme de nos propres tissus ; de plus, par heure la respiration consume 15 à 17 grammes de matières combustibles.

Si l'homme n'a pas une alimentation qui puisse à la

fois fournir à l'entretien de sa chaleur et réparer les pertes qu'il éprouve à chaque instant, il y a souffrance, maladie. La vie, pour accomplir ses actes, emprunte alors des matériaux au corps.

Le rôle de la digestion est donc de préparer des produits propres à être brûlés et à être convertis en nos propres tissus, et celui de la respiration, de brûler les aliments combustibles fournis par la digestion.

Ces deux fonctions, qui toutes deux ont pour théâtre commun le sang, puisque l'une y déverse les matériaux qu'elle vient de préparer, et l'autre les y prend, dominent la vie.

Composition, décomposition continues, incessantes, commençant à la vie, finissant à la mort, voilà leur produit, et cette destruction, cette régénération seront d'autant plus énergiques que la vie sera plus active. Un enfant de 8 ans brûle par heure 6 grammes de matières combustibles; un homme adulte, 11 grammes; un vieillard de 68 ans, 9 grammes; un vieillard de 102 ans, 4 grammes. Aussi, l'homme adulte résiste-t-il mieux que l'enfant et le vieillard aux influences morbides qui peuvent menacer son existence; le vieillard de 68 ans, que l'enfant de 8 ans; l'enfant de 8 ans, que le vieillard de 102 ans.

Les anciens avaient donc raison de dire : La chaleur c'est la vie.

Les matières solides ou liquides, impropres à l'entretien de notre corps, sont rejetées au dehors, soit par les urines, soit par la peau et les poumons. Ces résidus sont le résultat et la mesure des échanges entre l'organisme et le monde extérieur.

Suivant Sanctorius, si l'homme prend 60 parties, tant d'aliments que de boissons, ces substances solides et liquides, après avoir servi à l'entretien de notre corps, sont rejetées de la manière suivante : 32 par la transpiration cutanée et pulmonaire, 24 par les urines et 4 par les excréments, en tout 60.

La peau est un émonctoire, un vaste crible par lequel s'échappent en grande partie les résidus du corps humain. Pour faciliter la transpiration cutanée, ou plutôt ce rejet de matériaux nuisibles à la vie, que de puissants moyens l'homme doit employer!

Indépendamment de cette fonction, la peau joue un rôle important, celui de participer au phénomène de la combustion animale, en absorbant, par les pores ou les milles petites ouvertures dont elle est criblée, l'air qui passe dans le sang, y brûle les aliments absolument comme l'air qui pénètre par les poumons. Cette vérité a surtout été mise en évidence par l'expérience suivante : Si on enduit d'une couche de vernis imperméable une partie de la surface cutanée d'un chien, on constate le refroidissement de cette partie. Si l'on recouvre la surface entière, l'animal éprouve un refroidissement graduel et finit par succomber.

Vous avez, sans doute, remarqué avec quelle rapidité la peau des gens affectés de maladies graves et chroniques du poumon, se couvre de sueurs par suite du moindre exercice; c'est qu'alors la peau, étant obligée de suppléer à l'organe respiratoire, active ses fonctions. La propreté de cette membrane doit donc être en raison directe de la constitution du sujet; plus la constitution est faible, plus cette membrane doit être propre.

Pour entretenir sa chaleur animale, propre, intérieure, appelons-la comme nous voudrons, mais ayons bien soin de ne jamais la confondre avec la chaleur extérieure, atmosphérique, l'homme a besoin, non seulement d'aliments et d'air, mais d'habitation et de vêtements. Nous allons passer successivement en revue ces moyens hygiéniques.

Alimentation.

L'aliment est une substance propre à réparer les pertes continues que nous éprouvons et à entretenir notre propre chaleur.

L'alimentation devra varier suivant l'époque de l'année et suivant vos professions.

Suivant l'époque de l'année : tandis que la vie se maintient dans le Midi, au sein d'une insouciance merveilleuse, dans le Nord l'homme a besoin d'une grande prévoyance pour conserver sa santé. Les peuples du Midi mènent une vie frugale, sobre, se livrent à un repos presque continu, qui leur est si doux, que dans leur langage poétique ils appellent Dieu l'*Immobile*. Les peuples du Nord, bien différents de ces populations, ont une vie active, un appétit tel qu'ils font usage d'aliments qui nous soulèveraient le cœur.

L'homme de la zône équatoriale prend des aliments, non pour entretenir sa chaleur, mais pour réparer les pertes qu'éprouve son organisme.

L'homme des pays froids mange, non seulement pour réparer les mêmes pertes, mais de plus pour entretenir sa chaleur intérieure, animale; aussi, consomme-t-il autant que dix Arabes, et éprouve-t-il le besoin de manger des corps gras, combustibles par excellence.

Moïse et Mahomet avaient donné pour précepte aux Juifs et aux Arabes de s'abstenir de substances grasses, principalement de la chair du porc; de ne pas boire de liqueurs alcooliques, etc. Ces préceptes étaient bien moins religieux qu'hygiéniques. Ces législateurs avaient parfaitement compris ce que les découvertes modernes sont venu démontrer d'une manière positive.

Si l'habitant du Midi avait une nourriture abondante, substantielle; s'il se livrait à un exercice énergique, il en résulterait de graves et nombreuses maladies, car sa chaleur intérieure, animale, serait trop élevée. C'est ce qui arrive aux malheureux colons qui émigrent du Nord au Midi. Ne perdant pas leurs vieilles et bonnes habitudes de boire des alcooliques, de manger copieusement, ils ne tardent pas à être atteints d'affections morbides, le plus souvent mortelles. Au contraire, les habitants des pays chauds, transportés dans des climats froids, succombent par des raisons opposées. Les singes, les noirs meurent rapidement dans le Nord, leur régime n'étant plus approprié au pays qu'ils habitent, ils se brûlent et meurent poitrinaires.

Vous le voyez, votre alimentation doit donc varier suivant l'époque de l'année. Le besoin d'aliments sera d'autant plus impérieux que la chaleur extérieure sera moins élevée.

Pendant l'hiver, lorsque la température est basse, notre corps ayant besoin de résister au froid, une nourriture substantielle, riche en matériaux combustibles, conviendra. A cette époque, vous devez surtout faire usage de corps propres à être brûlés; parmi eux on doit ranger la chair des animaux, surtout des animaux engraissés, le porc, le mouton; les pommes de terre, le riz, la farine de sarrazin, le lait, les boissons fermentées, etc.

En été, au contraire, la chaleur de notre corps étant peu abaissée, l'alimentation doit être riche en matériaux propres à réparer nos tissus, mais pauvre en matières combustibles, destinées à être brûlées. Les plantes herbacées, les substances féculentes : pois, fèves, lentilles; la chair des jeunes animaux, surtout des animaux non engraissés, seront les aliments que vous devrez préférer, car ils renferment une quantité moins considérable de principes devant servir à l'entretien de la chaleur animale. Habitant une ville dont la température est froide et humide une grande partie de l'année, vous devez avoir une nourriture abondante, riche en matériaux combustibles; mais le plus souvent, privés d'une alimentation qui n'est pas en harmonie avec le climat, la saison, vous vous étiolez, vous vous éteignez en silence.

On croit qu'en France l'homme ne meurt pas de faim! D'une faim prompte, subite, non; mais d'une faim lente, graduelle, oui! Il meurt le malheureux ouvrier, après avoir plié sous le poids de son rude travail, après avoir fouillé dans sa graisse, dans sa chair, les jours de détresse; il va finir sa triste existence dans un hospice, sans que personne se soit douté de sa véritable maladie. Son billet d'hôpital, son acte de décès portent écrit: *Poitrinaire!* Ce n'est pas ce mot qu'il faudrait inscrire, mais maladie de la faim, de la misère, du froid continu. Cette terrible maladie qui vous décime, la phthisie pulmonaire, cessera d'exercer ses ravages, le jour où chacun, par son bien-être, pourra résister au froid.

Nous avons dit que votre alimentation devait varier suivant vos professions. Plus votre travail est actif, plus votre nourriture doit être substantielle. En effet, lorsque vous vous livrez à de rudes travaux, votre transpiration et votre circulation étant activées, plus de produits sont brûlés dant un court espace de temps. La respiration cutanée et pulmonaire étant également plus énergique, plus de détritus sont rejetés, de telle sorte que pour établir un équilibre entre les produits rejetés et ceux qu'il prend, l'homme doit proportionner la quantité et la qualité de son alimentation à la somme de son travail.

Ceux qui ont des professions sédentaires, n'exigeant que l'emploi de quelques membres; ceux qui sont obligés de rester, pendant la journée entière, dans un appartement, doivent faire des repas moins copieux, user d'une alimentation moins riche. Il ne suffit pas de prendre des aliments, il faut encore les user par un exercice convenable, par la respiration d'un bon air. Les ouvriers que le travail condamne à séjourner dans des appartements, feront bien de faire une promenade après chaque repas; elle leur est indispensable.

Votre travail ne doit jamais être excessif, car alors l'alimentation étant rapidement détruite, si vous n'avez pas un régime des plus substantiels, des plus riches, vous vous trouvez placés dans des intermittences de froid. C'est pour éviter ces intermittences de froid ou de faim que beaucoup d'entre vous, dont le travail est pénible, ont la bonne habitude de faire quatre repas, peu copieux il est vrai, mais assez pour sustenter leurs forces.

Le paysan, vous l'avez observé, arrivé à 50 ans est un vieillard; sa figure en porte tous les traits; il a respiré l'air à pleins poumons; mais le malheureux! c'est précisément parce qu'il a trop respiré que pour lui la vieillesse arrive de bonne heure. Sa nourriture n'étant pas appropriée à l'énergie de son travail, il a fallu, pour fournir à sa respiration, qu'il empruntât des matériaux à son corps. Aussi, en arrivant dans un village, il est facile de reconnaître le paysan pauvre et laborieux de celui qui vit dans une certaine aisance.

Il est faux, ainsi que l'ont avancé des égoïstes, que les hommes obligés de se livrer à de rudes et excessifs travaux, vivent aussi longtemps que les autres. Une semblable opinion, dit avec raison le philosophe Raynal, a été mise en avant pour consoler les misérables que la fortune a condamnés à traîner leur existence sous le poids des maux, en leur persuadant que leur état est le plus propre à maintenir leur santé.

Repas. — Le repas du matin doit toujours être peu abondant et consister en aliments chauds. Ces aliments ont l'excellent résultat de stimuler, de réveiller les fonctions digestives que le sommeil a pour ainsi dire engourdies; de les préparer aux actes qu'elles vont accomplir.

Le repas du milieu du jour doit être le plus riche et le plus copieux, car, par le travail du matin, votre corps ayant perdu une grande quantité de produits, a besoin de les remplacer ; de plus, comme vous allez continuer votre travail, les aliments que vous prenez vont être détruits par une respiration énergique.

Vous avez la bonne habitude de vous reposer quelques minutes après ce repas principal. Vous avez raison : par ce repos vous ralentissez la circulation et la respiration, et vous laissez aux fonctions digestives le soin de préparer les matériaux nécessaires à l'organisme.

Le repas du soir doit être toujours peu abondant, car, par le sommeil, la circulation et la respiration étant moins actives, les aliments ne pourraient ni être brûlés, ni être identifiés à nos tissus. Aussi, ceux qui, le soir, font des repas copieux, sont-ils sujets à des rêves pénibles, à des pesanteurs d'estomac, à des indigestions. Le matin, la tête est lourde, l'appétit perdu, le corps brûlant, jusqu'à ce que tous ces matériaux aient été détruits par le travail ; et cela se comprend, puisque l'équilibre entre les échanges du monde extérieur et de l'organisme n'existe plus, le corps ayant plus reçu qu'il n'a perdu.

Que la plus grande sobriété préside à vos repas. « Ils sont indignes d'être hommes, dit Confucius, ceux qui abusent des moyens que la nature nous donne pour rétablir nos forces et les conserver. »

De toutes les boissons, celle qui vous convient le mieux,

c'est le vin. Les personnes faibles, débilitées, doivent en faire usage. Contenant beaucoup d'alcool, le vin est un des meilleurs combustibles. Il est malheureux que cette boisson soit d'un prix si élevé, car, comme l'a dit Plutarque, le vin est la plus noble de toutes les liqueurs, la plus agréable médecine, ce qui entre de plus délicieux dans l'estomac. Mais, si vous en buvez, soyez sobres, car, pris avec excès, le vin amène insensiblement la détérioration du corps et plus promptement celle de l'intelligence.

« Celui que la passion et l'habitude entraînent dans de pareils désordres, qu'est-il, sinon le meurtrier des siens? Savez-vous ce qu'il boit dans le verre qui vacille dans sa main tremblante d'ivresse? Il boit les larmes, le sang de sa femme et de ses enfants! » LAMENNAIS, *Livre du Peuple*.

Si vous ne pouvez boire du vin, faites peu usage de liqueurs créées pour le remplacer, et surtout d'eau-de-vie. Buvez du thé, excellente boisson qui a la propriété remarquable de favoriser la digestion.

On a souvent attribué votre misère, votre pauvreté à l'usage exagéré que vous faites des liqueurs alcooliques et surtout de l'eau-de-vie. A ce sujet, voici les paroles d'un homme illustre : « L'usage de l'eau-de-vie, dit

Liebig, n'est pas la cause, mais l'effet de la misère; c'est une exception à la règle quand un homme bien nourri devient buveur d'eau-de-vie. Mais, lorsque l'ouvrier gagne moins par son travail qu'il ne lui faut pour se procurer la quantité d'aliments nécessaires à son entretien, un besoin impérieux, inexorable, le force à recourir à l'eau-de-vie. Comment veut-on qu'il travaille, si l'insuffisance de sa nourriture lui enlève tous les jours une certaine quantité de force?

« L'eau-de-vie, par son action sur les nerfs, lui permet de réparer, aux dépens de son corps, la force qui lui manque; de dépenser, aujourd'hui, la force qui dans l'ordre naturel des choses ne devait s'employer que demain. C'est comme une lettre de change tirée sur sa santé et qu'il lui faut toujours renouveler, ne pouvant l'acquitter faute de ressources. Il consomme son capital au lieu des intérêts; de là, inévitablement la banqueroute de son corps. »

Ces lignes justifient l'usage que plusieurs d'entre vous font de l'eau-de-vie, des liqueurs fermentées. Le matin, avant d'aller à l'ouvrage, pas de nourriture suffisante pour travailler; dans la journée, insuffisance également, et cependant il faut travailler, il faut gagner le pain de sa femme, de ses enfants! Comment avoir la somme d'activité nécessaire pour exécuter le travail? par ces boissons. L'hiver surtout, vous en éprouvez un besoin plus impérieux; vous savez qu'alors, non seulement elles donnent de l'énergie à vos organes, mais qu'elles vous réchauffent.

Si le besoin, la misère vous contraignent à boire de l'eau-de-vie ou toute autre espèce de liqueur fermentée, ne le faites jamais qu'avec modération.

L'eau a une action d'autant plus funeste qu'elle est prise par ceux dont le travail est sédentaire. Au lieu de stimuler les fonctions qui déjà languissent, elle ne fait que les rendre de plus en plus paresseuses.

Ceux qui travaillent, pendant l'été, aux rayons du soleil, boivent fréquemment non du vin, puisqu'ils ne le peuvent, mais de l'eau le plus souvent très fraîche. Ce liquide peut produire une foule d'accidents. D'abord, par son action, la digestion languit, les aliments sont difficilement préparés pour être absorbés et brûlés. Au lieu de réparer les pertes faites par l'économie, l'alimentation produit des indigestions, des diarrhées, des pesanteurs d'estomac; de plus, l'eau absorbée passe dans le sang sans fournir de matériaux à la respiration; au contraire, elle s'échappe en abondance par la peau; le corps se couvre de sueurs qui se vaporisent en empruntant du calorique à l'organisme; de là, abaissement de la température animale, et par suite des chauds et froids. Evitez de boire trop d'eau, et surtout, après en avoir bu, le corps étant couvert de sueurs, gardez-vous de vous livrer au repos.

Les premiers moyens que l'homme doit employer pour entretenir sa chaleur et réparer ses forces, sont donc les aliments et les boissons alcooliques. S'ils lui manquent, il est en proie au froid continu. La température de sa chaleur devant rester la même, la combustion étant incessante, la respiration emprunte pour l'accomplir des matériaux à l'organisme. Alors l'individu maigrit, s'étiole, se consume, ne tarde pas à présenter tous les traits de la misère : figure terne, amaigrie, joues enfoncées, pommettes saillantes, yeux excavés, ressemblant à des lampes funéraires qui jettent de pâles clartés sur une face flétrie. Ce qui est plus douloureux encore, c'est de songer que l'intelligence du malheureux, loin de s'éteindre, se développe. Ce squelette ambulant conserve, jusqu'à son agonie, l'intégrité de sa raison. Ah! si l'incendie de la maison des pauvres gens, si le ravage de leurs champs affligent si vivement le cœur, quelle douleur plus poignante n'éprouve-t-on pas lorsqu'on songe que tant de familles indigentes se brûlent, se consument, et, après avoir consumé graisse et chair, finissent leur triste vie sur un grabat ou dans l'asile des souffrances !

Froid continu, *misère*, voilà le mal ! Qu'on cesse de chercher ailleurs la cause de vos maladies, d'inventer tant de drogues, tant de remèdes. Votre préservatif, c'est l'aisance que peut vous procurer un travail continu et justement rétribué. Non seulement les maladies cesseront alors de vous décimer, mais votre cœur grandira, car, comme l'a dit une noble femme : « L'absence du bien-être entraîne l'absence de moralité. »

Habitations.

En parlant de vos habitations, deux choses doivent être examinées : 1° l'appartement ; 2° les objets qu'il renferme.

Appartement. — L'air joue un rôle essentiel, indispensable dans la production de la chaleur animale, puisque c'est par l'air que nos aliments sont brûlés ou détruits. Après avoir servi au phénomène de la respiration, cet air est exhalé et renferme un gaz impropre à l'existence.

Ce gaz, identique à celui qui se dégage de la combustion de nos foyers, ne peut pas servir à l'entretien de la vie.

Lorsqu'une personne veut se détruire, en plaçant des charbons allumés au milieu d'un appartement hermétiquement fermé, elle ne tarde pas à succomber à l'asphyxie produite par le manque d'air respirable et par la production d'un gaz (acide carbonique) qui s'échappe des charbons.

Les mêmes effets se produisent sur vous lorsque vous habitez des appartements étroits, peu spacieux, dont l'air n'est pas suffisamment renouvelé. Seulement ici les effets sont moins rapides, l'asphyxie est lente, graduelle. De plus, l'air de l'habitation est sans cesse vicié par la transpiration de la peau, transpiration renfermant une grande partie des détritus des aliments ayant servi à l'entretien du corps. Vos appartements doivent donc avoir une grandeur proportionnée au nombre de personnes qui les habitent. Mais le plus souvent la misère, que nous retrouvons encore ici avec toutes ses affreuses conséquences, vous oblige de louer des appartements étroits, dans lesquels une famille entière respire une quantité d'air tout au plus suffisante à l'existence d'un de vos enfants. Que ceux qui le peuvent cessent d'habiter ces réduits où l'air leur ronge les poumons.

Un homme adulte respire par heure six mètres cubes d'air; s'il reste renfermé dans une chambre pendant six ou sept heures, il faut qu'elle ait une capacité de 36 à 42 mètres cubes, à moins qu'elle ait pour ventilateur une cheminée où l'air chaud monte sans cesse.

Si le gouvernement ne peut intervenir dans les dispositions que les propriétaires donnent aux bâtiments, les souffrances des ouvriers devraient les rendre moins parcimonieux dans la distribution de leurs maisons; devraient leur faire un devoir de ne pas diviser un appartement en trois ou quatre petits réduits qu'on décore pompeusement des noms de salle à manger, de cuisine, de chambre à coucher. Les misères de leurs semblables devraient les rendre moins avares de cet air indispensable à l'existence de toute créature.

Malgré la pureté de votre vie, malgré votre alimentation qui peut être suffisante, vous êtes souvent atteints d'affections bien graves : maladies de poitrine, scrofules, pâles couleurs, etc. Pourquoi? Parce que vous vivez cinq et plus dans un local qui devrait tout au plus ne contenir qu'une personne. Alors pas de composition et de décomposition. Votre chair tend à se rapprocher de la chair morte. Si la nécessité vous force d'habiter des appartements étroits, suppléez à leur insuffisance par le renouvellement de l'air, au moment où l'atmosphère n'est pas humide.

Pour être à même de connaître toute l'impureté de l'air d'un logement étroit et ouvert peu souvent, on n'a qu'à y pénétrer ; on est frappé de l'odeur qui y règne, odeur d'autant plus désagréable que dans ce logis est venu s'entasser un plus grand nombre de personnes.

On répète chaque jour : Rien n'est plus salutaire que le grand air. Rien n'est plus vrai, car sans air pur pas de respiration, pas de combustion, et par suite pas de chaleur animale.

Il ne faut pas seulement que vos appartements soient spacieux ; vous devez surtout éviter d'habiter des maisons humides ou nouvellement construites, car l'eau qui imbibe les pierres, le plâtre, le mortier, a besoin pour se vaporiser, ou plutôt la maison pour se sécher a besoin de calorique qu'elle emprunte à votre corps, de telle sorte que vous vous trouvez comme dans une véritable glacière. Votre température étant continuellement abaissée, si votre nourriture n'est pas riche, abondante, si vos moyens de chauffage sont insuffisants, vous ne tardez pas à dépérir. Pour résister à cette humidité, la combustion animale est activée, plus de matériaux sont brûlés ; d'un autre côté, la transpiration de la peau étant ralentie, il en résulte que les individus perdent beaucoup trop de matériaux; que les liquides, les détritus, n'étant pas rejetés au dehors, se déposent dans l'organisme; par suite, surviennent l'appauvrissement du sang, une pâleur de toute la surface du corps, la flaccidité des chairs, la bouffisure. Alors, pour guérir ces maladies, on a recours au fer, à l'huile de foie de morue, aux tisanes de feuilles de noyer, de houblon, etc., moyens excellents sans doute, mais qui ne font que masquer l'affection puisque la cause du mal persiste.

A Turin, une ordonnance prescrit aux propriétaires de ne louer leurs maisons que plusieurs mois après leur construction. Cette mesure devrait être appliquée en France et surtout à Lyon où les maisons sortent à peine de terre qu'elles sont louées et habitées.

Chassés de l'ancien Lyon où de vastes démolitions s'accomplissent, beaucoup d'entre vous vont chercher un abri aux Brotteaux, dans des taudis que souvent vous construisez vous-mêmes sur un terrain humide que l'administration vous cède pendant un certain nombre d'années.

Comment s'étonner des maladies qui vous atteignent? Vos enfants sont promptement frappés par la mort, ou s'ils ont assez de force pour résister, ils ne sont le plus souvent que des scrofuleux, des rachitiques. Vous et vos femmes vous résistez quelque temps, mais peu à peu se développe en vous le germe de maladies qui vous permettent d'atteindre rarement à la vieillesse.

Si vous ne pouvez vous procurer des appartements spacieux, choisissez au moins des logements secs, construits depuis quelques années; fuyez les maisons humides, véritables tombeaux.

Aux deux conditions que nous venons d'indiquer, s'en ajoutent d'autres. Ceux que le travail condamne à passer leur existence dans des appartements, devront choisir des logements où pénètrent les rayons solaires. Dans les rues sombres, étroites, où l'air circule à peine, les habitants ont une figure sépulcrale; tous leurs organes languissent; la digestion se fait mal et alors la respiration, ne recevant plus de matériaux préparés par les organes digestifs, les prend à l'organisme. La lumière exerce sur la santé une influence immense. Un grand chimiste, Lavoisier, a dit : « L'organisation, le sentiment, le mouvement spontané n'existent qu'à la surface de la terre et dans les lieux exposés à la lumière. On dirait que la fable du flambeau de Prométhée était l'expression d'une vérité philosophique qui n'avait pas échappée aux anciens. Sans la lumière, la nature était sans vie; elle était morte, inanimée. »

« La lumière, dit Rostan, verse la vie, elle pare les corps qu'elle en a doués des plus riches couleurs; on les voit se décolorer dans les lieux privés de ce principe fécondant. Les animaux du Nord sont pâles, blafards, décolorés; ceux des pays où la lumière abonde sont éclatants de pourpre et d'azur. »

La plante simple vit entre deux pavés sur le roc ou dans un terrain aride; sa corolle s'épanouit; elle porte des fruits si elle est visitée par la brise et le soleil. Mais la plante vivace, placée dans un terrain fertile, se décolore et meurt si elle est privée de l'air pur et de la lumière.

L'influence de la lumière n'est pas moins sensible sur l'homme; il s'étiole, pâlit et meurt comme les végétaux, lorsqu'il habite des lieux étroits et obscurs. Vit-il, au contraire, dans un air pur, rempli de lumière, il devient gai, coloré, agile et dispos.

En comparant les enfants de la ville à ceux de la campagne, on est frappé de voir les premiers frêles et délicats, tandis que les petits villageois sont frais, dodus, alertes, ont le coloris peint sur la figure. D'où vient cette différence? Peut-on l'attribuer à la nourriture, à l'habillement ? Non, car le pauvre enfant du village n'a souvent qu'un pain sec et noir, et pour boisson de l'eau pure ; son corps n'est recouvert que de grossiers vêtements, quelquefois de haillons ; mais ce qu'il possède et ce que nul ne peut lui ravir, c'est l'air et la lumière. L'enfant de la cité est, au contraire, mieux nourri, mieux soigné ; mais ce qui lui manque, c'est précisément ce qui doit faire marcher les rouages de sa frêle machine, car il vit au milieu d'une atmosphère souvent viciée, humide et obscure.

« Cet été, dit Michelet, me promenant dans mon jardin, j'entendis, je vis sur une branche un oiseau qui chantait au soleil couchant ; il se dressait vers la lumière et il était visiblement ravi. Je le fus de le voir. Nos tristes oiseaux privés ne m'avaient jamais donné l'idée de cette intelligente et puissante créature, si petite, si passionnée... Je vibrais à son chant... Il renversait en arrière sa tête, sa poitrine gonflée ; jamais chanteur, jamais poëte n'eut si naïve extase. Ce n'était pourtant pas l'amour (le temps était passé) ; c'était manifestement le charme du jour qui le ravissait, celui du doux soleil !

« Je lui dis avec des larmes : « Pauvre fils de la lumière, qui la réfléchis dans ton chant, que tu as donc raison de la chanter ! La nuit, pleine d'embuches et de dangers pour toi, ressemble de bien près à la mort. Verras-tu seulement la lumière de demain...! » Puis de sa destinée passant en esprit à celle de tous les êtres qui des profondeurs de la création montent si lentement au jour, je dis avec le petit oiseau : « De la lumière, Seigneur! plus de lumière encore....! »

Cherchez la lumière, elle agrandira vos pensées, vous remplira de courage et d'espérance; n'habitez jamais ces loges, ces arrières-boutiques, ces appartements cachés où ne pénètre jamais la lumière, où règne une obscurité presque continuelle.

Espace, absence d'humidité, lumière, combien est-il de familles parmi vous qui aient des appartements réunissant ces trois conditions essentielles? Nous ne saurions en dire le nombre. Aussi est-ce plutôt aux riches propriétaires qu'aux pauvres ouvriers que ces conseils sur les habitations devraient s'adresser.

La quatrième condition que vos appartements doivent avoir, dépend de vous; en la négligeant vous seriez bien coupables, puisqu'elle seule peut entretenir la pureté de l'air et suppléer à l'espace et à la lumière. Cette condition, c'est la propreté.

La propreté dépend de vous? N'est-ce pas là une erreur? Et le besoin! n'est-ce pas lui qui cloue la mère de famille du matin jusqu'au soir devant un métier? n'est-ce pas lui qui l'oblige, au lieu de soigner le ménage, d'embellir, de charmer le foyer domestique, de veiller sur ses enfants, de suivre ses nobles instincts et de remplir la tâche pour laquelle la nature l'a si admirablement douée, n'est-ce pas lui qui l'oblige de partager les rudes travaux de l'homme; car il faut qu'elle gagne un modique salaire pour donner à la famille le pain de chaque jour.

Ah! lorsqu'on pénètre dans les ménages indigents, qu'on se garde d'avoir une mauvaise pensée en voyant le désordre qui y règne, parce que là, au lieu d'être libre, la femme est esclave, et malgré elle, la propreté, l'ordre, l'harmonie ont disparu.

Heureusement parmi vous ces ménages ne sont pas les plus nombreux. Si vos compagnes, si vos filles sont assujetties à un travail manuel, il leur reste assez de temps pour veiller à ce que la plus minutieuse propreté soit continuellement entretenue; nous disons minutieuse, car elle doit s'étendre à tout ce qui vous entoure : aux murs, aux éviers, aux vêtements, au linge, au corps.

Chaque année, lorsque les beaux jours arrivent, il est nécessaire de blanchir les murs de vos appartements. Si vos ressources ne vous permettent pas de faire exécuter cette réparation, mettez-vous vous-mêmes gaîment et courageusement à l'œuvre ; prenez un pinceau, de la chaux vive délayée dans l'eau et, pendant un jour, soyez maçons, gypseurs ; badigeonnez partout, vous retirerez de grands avantages de cette simple et facile mesure hygiénique ; votre appartement sera mieux éclairé ; vous n'apercevrez plus ces taches noires, brunes, qui frappent et attristent la vue ; vous aurez chassé la poussière et détruit des myriades d'insectes.

Si les murs de vos appartements sont noirs, malpropres, couverts de poussière, il peut en résulter de funestes conséquences : les poussières, sans cesse mélangées à l'air qui vous enveloppe, sont entraînées dans le conduit aérien qu'elles irritent, et cette irritation journalière amène à sa suite la désorganisation du poumon, d'autant plus rapidement que ces poussières sont plus abondantes et plus dures. De plus, ces poussières forment avec la transpiration cutanée une couche noire qui empêche les fonctions si grandes de la peau. Cette membrane, ainsi recouverte, cesse de jouer son rôle, soit dans la production de la chaleur animale, soit dans le rejet de matières impropres à la vie ; car, nous vous l'avons fait remarquer, la peau est un vaste crible par lequel s'échappent les détritus du corps, et indépendamment de la respiration qui s'accomplit en grand par les poumons, nous respirons, sur une moins grande échelle, il est vrai, par toute la surface de la peau.

Des maladies très graves et très nombreuses peuvent résulter de la malpropreté de l'habitation.

Vos appartements doivent donc remplir quatre conditions essentielles, indispensables : 1° ils doivent être assez vastes et bien aérés; 2° n'être pas humides; 3° être exposés à la lumière; 4° être toujours très propres.

Examinons maintenant les conditions que réclament les objets renfermés dans vos logements.

L'objet le plus indispensable, celui que possède le plus petit ménage, c'est le lit. Une amélioration importante s'est déjà réalisée, surtout parmi les ouvriers en soie : au lieu de lits en bois, le plus souvent vermoulus et remplis d'insectes, on remarque déjà beaucoup de lits en fer; ces lits sont infiniment plus propres, car les insectes, y trouvant une nourriture plus rare que dans le bois, ne viennent pas s'y loger et y déposer leurs œufs. Nous engageons tous ceux qui pourraient le faire à substituer le lit de fer au lit de bois, car, morsures de puces ou de punaises n'annoncent chez l'individu que malpropreté et partant maladie.

Les divers objets qui entrent dans la composition du lit doivent être très propres, les draps surtout, car, en couchant dans des draps malpropres, la surface de la peau ne tarde pas à se couvrir d'une couche plus ou moins épaisse de poussières, empêchant les fonctions si grandes de cette membrane.

Draps, couvertures, devront être blanchis fréquemment, car autrement pas de santé parfaite.

La place qu'occupe le lit n'a pas une moins grande importance. Lorsqu'on entre dans vos appartements, surtout dans ceux des ouvriers en soie, on est frappé du nombre de soupentes, placées dans le lieu le plus obscur, afin de ménager l'espace, elles sont étroites, renferment souvent plusieurs lits. Air corrompu par les exhalaisons qui montent sans cesse, obscurité, repaire d'insectes, voilà ce qu'on trouve dans ces chenils ; et, si l'on ajoute qu'elles sont situées dans l'atelier, on comprend facilement pourquoi d'honnêtes et laborieuses familles ne vivent qu'à moitié, pourquoi elles sont accablées de maladies devant lesquelles la médecine reste impuissante.

Démolir ces soupentes, les faire disparaître, tel serait le parti le plus sage à prendre ; mais si la nécessité est là, s'il faut absolument qu'elles restent, placez-les, au moins, dans l'endroit le mieux éclairé, le mieux aéré ; que la plus grande propreté y règne ; neutralisez par ces moyens les funestes effets de ces affreux réduits.

Vos lits ne doivent jamais être nombreux, rapprochés, ni entourés de rideaux fermés. La fièvre typhoïde, qui vous éprouve si cruellement, trouve une cause puissante dans les logis où la nuit vous venez vous entasser en grand nombre.

Lorsque vous le pouvez, évitez de coucher plusieurs dans une même chambre, surtout si elle est étroite. Si vous y êtes forcés, que, pendant le jour, l'air y soit parfaitement ventilé, qu'il y soit renouvelé. L'insuffisance d'air dans un espace occupé par beaucoup de personnes peut produire des accidents très graves et quelquefois des morts subites. « L'un des plus affreux accidents de ce genre, dit un chimiste allemand, eut lieu l'an passé sur les côtes d'Angleterre, à bord d'un navire chargé d'émigrants qui se trouvaient enfermés dans la câle pendant un orage. Plus de soixante personnes perdirent la vie en moins de six heures. » Et il ajoute : « Lorsque beaucoup de personnes respirent dans un espace dont l'air ne se renouvelle qu'imparfaitement à la faveur des jointures, des portes et des fenêtres, on remarque l'altération de l'air à l'allongement et à la tristesse de la flamme des bougies. L'idée seule de respirer l'air ayant séjourné dans le poumon d'une autre personne, même bien portante, produit un malaise. »

La chambre à coucher ne doit jamais contenir ni animaux, ni charbons, ni lampe allumée, ni fleurs.

Ne conservez jamais des aliments éprouvant un commencement de décomposition ; d'abord, ils seraient une nourriture dangereuse, puis rempliraient vos appartements de gaz infects, cause de maladies graves non seulement pour vous, mais pour vos voisins. Ce sont ces aliments gâtés qui, en restant dans les conduits, répandent jusqu'au dehors des odeurs nauséabondes. Blanchissez, appropriez, lavez souvent les éviers; n'oubliez pas qu'entre vous et vos frères, il y a solidarité et que l'hygiène particulière concourt au succès de l'hygiène publique.

Vous avez la bonne habitude de tenir vos appartements assez chauds, mais évitez de trop élever la température, car la chaleur, dilatant l'air, en diminuerait les propriétés.

Le meilleur moyen de chauffage, en hiver, est la cheminée ; elle renouvelle sans cesse l'air de l'intérieur. Il est à regretter que la quantité de combustibles qu'elle use ne contrebalance pas son utilité. Le poêle la remplace avec avantage. Ayez soin de tenir dessus un vase rempli d'eau qui, en se vaporisant, remédie à la sécheresse de l'air.

Soupentes, lits, éviers, cheminées, poêles, tels sont les objets ayant quelques rapports à l'hygiène. Les autres meubles et ustensiles contenus dans les appartements sont secondaires, dépendent de votre goût et de votre aisance; mais toujours ils doivent être d'une grande propreté.

L'intérieur de vos habitations m'amène à vous parler de vos ateliers.

Vos travaux peuvent se diviser en deux groupes bien distincts : les uns n'exercent que quelques membres et exigent une vie sédentaire; les autres s'exercent au dehors et mettent en action tout le corps. Les premiers, sans contredit, sont ceux qui occupent le plus grand nombre d'entre vous ; les seconds sont nombreux, mais une grande partie des ouvriers qui s'y livrent ne font que passer à Lyon quelques mois de l'année ; ce sont plutôt des ouvriers nomades que les véritables travailleurs de notre cité. Ceux d'entre vous, appartenant au premier groupe, sont les plus exposés à contracter une foule de maladies. Obligés de travailler dans un même local qui vous sert de salle à manger, de cuisine, de chambre à coucher, vous respirez continuellement un air vicié par les miasmes, les poussières qui se dégagent de la matière travaillée.

Ouvriers que le travail condamne à vivre dans un atelier fermé, vous avez remarqué quel rôle immense joue l'air dans la conservation de notre être. Eh bien, c'est encore à ce manque d'air qu'est due la plus grande partie des maladies qui vous frappent.

Quand nous voyons tant de malheureux travailler, non pas dans des chambres, mais dans de véritables cloaques, nous ne pouvons nous empêcher de gémir et de dire : Ils seraient bien à plaindre s'ils avaient conscience de leur misère; mais chez eux l'impuissance physique entraîne l'impuissance morale; ils sont comme des muets, ils se résignent, souffrent et meurent comme ils ont vécu, misérablement.

Ouvriers, fuyez les ateliers étroits, sombres, peu aérés; renouvelez, chaque jour, l'air du lieu de votre travail; faites ce renouvellement en plaçant un ventilateur au-dessus de vos croisées; qu'une des vitres supérieures puisse s'ouvrir et se fermer à volonté; de cette manière, vous éviterez un refroidissement trop prompt, et l'air supérieur, le plus chargé de résidus, s'échappera le premier. C'est surtout dans votre appartement de travail que l'ordre et la propreté doivent régner.

Que vous exerciez votre travail en plein air ou dans une chambre, vous avez à redouter une influence pernicieuse, celle des poussières ou des miasmes qui s'échappent des substances travaillées. Cette influence sera d'autant plus funeste que ces poussières et ces miasmes seront plus durs ou plus fétides.

Les poussières, entraînées par la respiration, vont agir soit mécaniquement sur la partie où elles séjournent, soit sur toute la constitution. Ainsi ceux qui travaillent le fer, le bois, les substances végétales, la pierre, etc., etc., en un mot, les forgerons, serruriers, tailleurs de pierre, matelassiers, tisseurs, graveurs, etc., sont exposés à respirer continuellement des parcelles de substances métalliques et végétales. Cette respiration entraîne à sa suite une toux fréquente qui amène des lésions graves des voies respiratoires. Ces poussières n'agissent que localement; mais ceux qui travaillent le plomb, le cuivre, le mercure, sont exposés à une altération profonde de la constitution, car les parcelles des préparations de cuivre, de plomb, de mercure, sont absorbées, entraînées dans le sang, passent dans la constitution entière, y troublent l'harmonie des actes de la vie. Aussi, tandis que parmi les ouvriers maçons, charpentiers, serruriers, charbonniers, tisseurs, matelassiers, etc., nous observons principalement des lésions des poumons, chez les peintres en bâtiments, les étameurs, les plâtriers, nous constatons des coliques, des diarrhées, des paralysies, etc.

Les ouvriers qui respirent des émanations miasmatiques, sont les charcutiers, les bouchers, les tripiers, les tanneurs. Ces miasmes, provenant des matières animales en décomposition, sont souvent causes de diarrhées, de fièvres typhoïdes.

Pour éviter ses agents morbides, chaque jour, avant de vous livrer au travail, prenez un aliment chaud; la bouche étant humide, les poussières pénètrent difficilement dans le conduit aérien, puisqu'elles se mélangent au liquide qui humecte la cavité buccale; ne fumez jamais, le matin, à jeun; toutes les mucosités de la bouche étant rejetées, les poussières seraient facilement entraînées. Chaque fois que vous quittez votre ouvrage, ayez soin de changer de vêtements et de bien vous laver.

L'habitation a la plus grande influence sur la santé et sur l'intelligence. Dans une habitation propre, bien aérée, où règne une douce température, on ressent un sentiment de bien-être; le travail y est moins pénible, attrayant même. Ceux dont les occupations sont au dehors, en rentrant chez eux, y trouvent un charme inappréciable; ils fuient ces lieux où l'on va chercher une distraction trompeuse, où le fruit d'un rude travail vient s'engloutir avec l'espérance d'un avenir meilleur.

L'ouvrier qui arrive au seuil de la vie et que la nécessité oblige de quitter sa famille pour vivre d'une vie indépendante, est plus que tout autre exposé à chercher dans ces lieux un soulagement à ses peines, des distractions sur un avenir qui lui paraît toujours sombre. Qu'ils se détrompent ceux qui sont dans ce cas, car ils se créent un sort déplorable. Avec une bonne santé et du courage, l'ouvrier surmonte bien d'obstacles; il se marie jeune, et s'il a une femme digne de lui, il est bien rare qu'il ne prospère.

Mais que l'ouvrier, avant de contracter une union, réfléchisse bien aux importantes obligations qu'il aura à remplir. Il doit choisir une compagne bien portante et vertueuse; il doit être lui-même d'une bonne constitution et être certain de pourvoir aux besoins d'une famille qu'il n'a pas encore. Sans cela, il se crée un avenir plein de regrets et d'amertume. Qu'il n'oublie pas que les maladies des parents sont héréditaires, et lorsqu'une famille se compose de membres souffrants, n'est-ce pas le pire des maux? Qui pourrait raconter les émotions poignantes de la jeune mère à la vue des infirmités qui accablent son enfant? qui pourrait peindre la détresse de ces malheureux ménages où le travail est interrompu, où règne la misère, où tout est sacrifié pour acheter les drogues, les médicaments, pour payer les charlatans et les docteurs... ! qui pourrait raconter les douleurs continuelles de ces êtres chétifs voués à la souffrance ! inutiles à la société, à charge à leur famille, sur lesquels on pleure, car on les aime, et qui ne laissent après leur mort que le souvenir des maux qui les ont accablés !

Trouver une vie de désespoir, de larmes, de misère, ou bien trouver une vie de bonheur, de joies infinies, tel est le choix que peut faire le laborieux ouvrier. Si au lieu d'être faible, délicate, la femme est bien portante, les enfants jouissent d'une bonne santé. Dès qu'ils naîtront, la joie sera doublée, le travail deviendra léger, la jeune mère sentira doubler son courage, son espérance. Il s'accomplira une merveilleuse transformation dans cette ruche bénie !

La jeune fille ouvrière doit également être très circonspecte avant de se marier. Pourra-t-elle nourrir ses enfants, les soigner, les élever ? Son abnégation, son dévouement sont-ils à toute épreuve ? Sera-t-elle prête à faire les sacrifices sublimes qui l'élèveront au dessus de tout ce que la nature renferme de plus parfait ? Qu'elle mette la main sur son cœur ; qu'elle rejette les affections passagères qui ne promettent pas un bonheur assuré, et si son cœur répond oui à toutes les questions, si celui auquel elle va s'unir jouit d'une bonne santé, qu'elle aille remplir sa sainte mission, elle sera bénie!

« Des femmes dépendent les mœurs de l'homme, ses passions, ses goûts, ses plaisirs, son bonheur.

« Elever les hommes quand ils sont jeunes, les conseiller lorsqu'ils sont grands, leur rendre la vie douce et agréable, voilà le devoir des femmes. » (J.-J. ROUSSEAU.)

Le premier soin du jeune ménage doit être de choisir une habitation convenable, remplissant les conditions que nous avons indiquées. Avant de cueillir son miel, l'abeille vigilante et laborieuse bâtit sa cellule de cire; dès qu'elle arrive, l'hirondelle construit son nid. Ainsi doit agir la vigilante et laborieuse ouvrière; il faut qu'elle prépare la cellule, le doux nid qui abritera ses enfants bien aimés.

Parmi les êtres, l'homme est celui qui dès sa naissance réclame le plus de soins et d'amour. Quelques jours suffisent et le jeune oiseau couvert de plumes s'élance hors du nid; dès qu'il naît, l'agneau est couvert d'une laine éblouissante; la jeune plante se passe des soins du jardinier, elle a l'air pur, la rosée et le soleil. Mais l'enfant! il naît nu, ses yeux sont fermés, il pleure, son enfance est longue, bien longue; malheur à lui s'il n'a l'aile maternelle pour s'abriter et un doux lait pour apaiser sa soif et sa faim.

La mère doit nourrir son enfant, c'est un devoir sacré, imposé par la nature. Malheureusement, parmi les jeunes femmes ouvrières, il en est bien peu qui puissent nourrir leurs enfants, soit parce qu'elles ont une faible santé, soit parce qu'elles sont fatalement assujetties à un travail continuel. Nous croyons qu'il est utile de vous donner quelques conseils sur le choix d'une bonne nourrice.

La nourrice étrangère doit, autant que possible, être d'une constitution en rapport avec celle de la mère qui lui confie son enfant.

Si l'une est frêle, délicate, douce, paisible, l'autre forte, vive, emportée, certainement le nourrisson souffrira de ce contraste.

Lorsqu'un jardinier arrache un frêle arbrisseau d'un parterre et le transplante dans un terrain compacte, dans un lieu battu par les vents, exposé au froid, à la chaleur brûlante, le jeune arbrisseau se flétrit. Si on greffe une tige de pêcher délicat sur le châtaigner vigoureux ou sur le chêne sauvage, la tige sèche et meurt.

Entre l'homme, l'animal et la plante, il y a de si nombreux rapports qu'il est impossssible de ne pas reconnaître que la nature est toujours pour nous un livre qui ne meurt jamais.

La première chose, la plus essentielle qu'il faille observer dans une nourrice, c'est donc une bonne constitution, les rapports qu'elle a physiquement et moralement avec la mère de l'enfant; de plus, il faut s'assurer de ses habitudes, de sa réputation. Si ces informations sont prises légèrement, si vous vous en rapportez à des personnes étrangères, il est presque certain que vos enfants, quoique bien portants, deviendront chétifs, maladifs et souvent seront atteints de maladies graves.

Sans doute, parmi les fortes et vertueuses filles de la campagne, il en est beaucoup qui régénèrent les enfants affaiblis de la ville; il en est qui à une santé florissante réunissent une moralité à toute épreuve et toutes les qualités de la mère dévouée; mais il en est aussi beaucoup que la pauvreté, le manque d'éducation, rendent incapables d'être nourrices.

Autrefois, on avait la funeste habitude de confier les enfants à des messagères qui se chargeaient de trouver une nourrice. Cette conduite, aussi répréhensible que barbare, annonçait une complète décadence morale, car si la mère est dans l'impossibilité de nourrir son enfant, il est toujours possible de se procurer une nourrice sans s'adresser à une femme mercenaire guidée par l'appât d'un modique salaire.

Nous lisons dans un mémoire du lieutenant-général

de la police de Lyon : « Les habitants de la ville de Lyon se procurent des nourrices du Velay, du Vivarais, du Forez, du Dauphiné, de la Bresse, même de la Savoie, en s'adressant simplement à ce qu'on nomme des messagères, espèce d'entremetteuses sans nom, sans domicile, sans fortune, qui assistent au baptême, reçoivent les étrennes, emportent l'enfant, le remettent au rabais, le changent ou le livrent au premier venu; nulle sûreté, ni pour la vie ni pour l'état de ces citoyens nouvellement nés. Elles ne donnent point le nom de cet enfant à la nourrice; elles ne donnent point non plus à la famille de l'enfant le nom d'une nourrice qu'elles n'ont pas encore ou qu'elles espèrent trouver dans la suite.

« Le 23 juin 1777, une de ces messagères de Bresse, connue seulement par un surnom, fut citée par deux mères à la fois. La première disait : « Je vous reconnais bien; je vous ai confié mon enfant, vous l'avez changé trois fois de nourrice; il m'avait toujours échappé, mais le hasard me l'a fait reconnaître, c'est le mien; il était sain lorsque je vous l'ai confié, il est mourant aujourd'hui! Je demande justice! »

« La seconde disait : « J'ai découvert que vous avez remis mon enfant à une femme de 60 ans, veuve depuis 13 ans. Je l'ai trouvé dans une chambre ouverte; il était garotté, dans un berceau infect, perçant l'air de ses cris, s'abreuvant de ses larmes, n'ayant pour subsister qu'une tasse de vinaigre et un gâteau de blé noir. Il est mourant! Je demande justice! »

« Survenaient quarante mères qui, informées de l'arrestation de la messagère, réclamaient leurs enfants dont elles ignoraient le sort. La messagère disait qu'elle se conduisait comme toutes les messagères d'enfants; qu'elle avait fait de son mieux; qu'elle avait été trompée elle-même; qu'elle faisait ce métier pour vivre et qu'elle demandait pardon.

« A cette époque, il naissait près de six mille enfants par an à Lyon; il en était tout au plus mille qui eussent de bonnes nourrices, de telle sorte que les cinq mille autres étaient exposés aux malheurs que nous venons de décrire, et toutes les villes pourraient en offrir autant. »

Aujourd'hui, il s'est opéré un grand changement. On exige que ces messagères sachent écrire, qu'elles aient un registre; mais leur métier mercenaire n'en existe pas moins. Chez ces femmes, il y a absence complète de dévouement. Dès que le nouveau-né est entre leurs mains, elles l'emportent encore, comme autrefois; elles se placent avec lui sur l'impériale ou le derrière des voitures publiques. Qu'importe les larmes, les cris de la malheureuse créature ! La voiture roule et arrive au bureau. Il y a encore une longue distance à parcourir. La messagère met le berceau sur sa tête, parcourt les sentiers, les montagnes, brave la pluie, l'orage, le froid, la chaleur, et le pauvre enfant qui n'a plus de larmes, plus de force pour crier, meurt souvent en arrivant à sa destination, ou s'il résiste, il ne trouve ni soins, ni amour; il devient chétif, maladif.

Que celles qui veulent être dignes du nom de mère, que celles qui veulent que leur famille soit prospère et bénie, ne confient jamais leurs enfants à ces messagères de malheur; qu'elles s'informent, qu'elles choisissent elles-mêmes une nourrice capable de les remplacer.

Celles de vos femmes qui nourrissent, doivent savoir que rien n'est plus salutaire aux enfants que la liberté et le grand air. Il faut que dès leur naissance, ces petites créatures aient des langes larges, légers, flottants. Ceux qui les entourent de bandes, de maillots, de vêtements serrés, et qui les tiennent sans cesse renfermés, sont des gens barbares, dépourvus d'intelligence. « Dès l'âge de huit à quinze jours, dit le docteur Donné, il faut porter les enfants à l'air, à la promenade dans le plus beau moment de la journée. Ces sorties seront d'abord peu prolongées, puis elles augmenteront peu à peu. Un teint un peu coloré, hâlé, vaudra toujours mieux que cette pâleur étiolée des enfants qui reçoivent nuit et jour des soins dictés par une tendresse mal raisonnée. »

La première dentition qui a lieu de sept à huit mois rend toujours les enfants malades. Il est donc important de ne pas les sevrer à cette époque; il vaut mieux attendre qu'ils soient forts et aient assez de dents pour broyer les aliments qui vont remplacer le lait.

De l'exercice au grand air, d'une alimentation suffisante et convenable, des soins les plus assidus, de l'attention la plus minutieuse dépendent non seulement la force, le développement de l'enfant, mais encore la beauté de ses formes, l'étendue et la justesse de son intelligence.

Après l'enfance, vous devrez apprendre à vos enfants que le travail est imposé à tous les hommes, que c'est lui qui seul procure le vrai bonheur, et que l'être oisif n'est qu'une plante vénéneuse propre à être coupée et jetée au feu; mais en initiant, pendant l'adolescence, vos enfants au travail, vous devez vous garder de les assujettir à des travaux fatigants. S'ils sont fatalement cloués devant un métier ou une machine; enfermés dans un atelier; s'ils sont privés d'air, du soleil, il est impossible qu'ils aient une bonne santé. C'est surtout à cet âge que le corps prend du développement. Il faut donc que la nourriture soit saine et abondante, sans cela les jeunes gens pâlissent et contractent ces terribles maladies chroniques si communes parmi la classe ouvrière.

Donnez à vos enfants des notions sur la profession qu'ils embrasseront; montrez-leur-en les obligations, les devoirs et les dangers.

« L'éducation, a dit un vénérable médecin, rend l'homme bon ou méchant. Il n'y a que les impressions qu'on a reçues dans l'enfance, dans la jeunesse, qui s'identifient tellement avec notre être, que, bonnes ou mauvaises, rien ne peut plus les effacer. Tout ce que nous acquérons ensuite nous demeure étranger et glisse, pour ainsi dire, sur la surface de notre âme, sans y pénétrer. »

En effet, l'éducation qu'on reçoit à cet âge, si elle est dirigée avec amour et intelligence par les parents, est un sûr garant de santé, de bonheur pour l'avenir. Elevés dans ces conditions, vos enfants, parvenus à l'âge de raison, se mettront courageusement à l'œuvre, partageront vos joies et vos peines; la famille sera complète. Ils vous voueront un culte de respect et de reconnaissance. Ce que vous aurez fait pour eux, ils le feront pour leurs enfants, et quand vous ne serez plus, le souvenir triste et consolant de leurs morts bien-aimés vivra dans leur mémoire.

En terminant ces conseils nous dirons que si la tâche de la femme est moins pénible que celle de l'homme, elle est aussi bien plus compliquée et bien plus difficile. A l'un, il faut la force du corps, de l'esprit; à l'autre, la force morale et la bonté du cœur.

Nourrir son jeune enfant, le soigner, préparer la nourriture de la famille, ses vêtements, entretenir l'ordre, la propreté, faire régner dans le ménage la paix, le charme et le bonheur, voilà de quoi se compose la mission de la femme.

L'homme n'a pas seulement besoin d'aliments, d'habitations pour entretenir sa chaleur, mais encore de vêtements.

Les vêtements remplissent deux conditions se rattachant aux phénomènes respiratoires : la première est de protéger la chaleur animale que l'air extérieur tend à abaisser, la seconde de favoriser les fonctions de la peau.

Pour remplir la première condition, vos vêtements doivent présenter de grandes différences, suivant l'époque de l'année, suivant vos professions et vos diverses constitutions.

Lorsque la température est élevée, votre propre chaleur étant peu abaissée, vos vêtements doivent être légers, mais ce que vous ne devez pas oublier c'est ce sage conseil hygiénique donné par Sanctorius : « A la fin du printemps, ne prenez pas trop tôt des habits d'été, et ne mettez pas trop tard, en automne, des habits d'hiver, si vous ne voulez pas vous exposer aux fièvres en été et aux catarrhes en hiver. » Vous devez d'autant mieux observer ce précepte, que vous habitez une ville dont l'atmosphère est humide la plus grande partie de l'année.

Les vêtements qui vous conviennent le mieux sont ceux de laine : l'insuffisance de vêtements chauds, pendant la saison froide et humide, amène une foule d'affections graves.

Ceux d'entre vous qui ont des professions sédentaires, peu actives, doivent se vêtir plus chaudement que ceux dont la vie est énergique et l'état très pénible. En effet, dans le premier cas, moins de chaleur étant produite, puisque la circulation et la respiration sont ralenties, l'individu a besoin de se prémunir fortement contre l'air extérieur qui tend à lui enlever son calorique ; dans le second cas, la circulation et la respiration étant activées, plus de chaleur animale est produite, par conséquent la température du corps est plus difficilement abaissée par l'air atmosphérique.

Vous avez observé qu'aux différentes époques de la

vie, l'homme a une combustion plus ou moins énergique : ainsi, l'adulte brûle plus que le vieillard, le vieillard plus que l'enfant; ce sont surtout les enfants et les vieillards qu'il faut prémunir contre le froid, leur donner la chaleur que leur refusent leurs fonctions. Que de vieillards et d'enfants meurent faute de chauds vêtements! Une des maladies les plus cruelles de la vieillesse, c'est le chaud et froid. Les ouvriers, avancés en âge, doivent donc se vêtir plus chaudement que ceux qui sont dans la force de l'âge.

Souvent vos professions pénibles déterminent une sueur sur toute la surface du corps. Si cette sueur vient à se sécher sur vous, de graves accidents peuvent en résulter; alors elle se vaporise, et pour se transformer en vapeur elle emprunte de la chaleur à votre corps. Le refroidissement que vous éprouvez est d'autant plus rapide et d'autant plus dangereux que vous êtes exposés à un courant d'air.

Ceux dont la transpiration cutanée s'active facilement, feront bien de porter sous leur chemise un gilet de laine, car cette étoffe a le précieux avantage d'absorber la sueur, d'empêcher qu'elle se vaporise aux dépens du corps. Il faut changer et laver souvent ce gilet, autrement par sa malpropreté il nuirait aux fonctions de la peau.

Vos vêtements doivent être toujours très propres, principalement ceux qui recouvrent immédiatement le corps. Il est facile de remarquer que la chaleur des pieds est plus élevée dans des bas propres que dans ceux ayant servi plusieurs jours. La suppression de la transpiration des pieds cause souvent des maladies telles que catarrhes, rhumatismes, maux d'yeux, etc. Les personnes dont la transpiration est abondante doivent la maintenir en portant des bas de laine et en les changeant fréquemment. Nous ne cesserons de vous rappeler combien est utile, indispensable, la propreté des vêtements, et surtout celle de la peau.

Il est nécessaire que tous les mois, une fois au moins, vous vous laviez soigneusement le corps. L'administration de la ville aurait un grand mérite en créant des établissements où vous prendriez gratuitement des bains. Vous pouvez y suppléer, en hiver, par des lotions avec de l'eau tiède, et en été par des bains du Rhône; ces bains sont d'autant plus nécessaires que les personnes ont une faible santé et exercent une profession sédentaire. Ne les prenez jamais que trois ou quatre heures après le repas; ce manque d'observation coûte, chaque année, la vie à un grand nombre de baigneurs. Ne prenez jamais de bains dont la température soit trop élevée, ils pourraient produire de graves accidents.

Les anciens peuples avaient parfaitement reconnu l'importance des fonctions de la peau. Pour réveiller les actes de cette membrane, ils recouraient à différents moyens : frictions, massage, bains d'eau, bains de vapeur, onctions huileuses, rien n'était négligé. Les onctions huileuses, employées dans les climats chauds, avaient pour but de ralentir les fonctions respiratoires de la peau, par conséquent de diminuer l'énergie de la combustion animale.

Avant leurs repas, les Grecs et les Romains prenaient un bain, puis se faisaient frictionner le corps par un esclave; ils avaient raison : le bain ayant la propriété d'enlever les matières obstruant les pores de la peau, et les frictions amenant une plus grande quantité de sang sur la surface de cette membrane, les phénomènes respiratoires ou de décomposition étant activés, une plus grande quantité de résidus était rejetée au dehors. « La propreté, dit le chancelier Bacon, est à l'égard du corps ce que la décence est à l'égard des mœurs. »

Ouvriers, qui plus que vous a besoin de conserver sa santé ? À qui mieux qu'à vous peuvent s'appliquer ces mots : La santé est le bien le plus précieux, car vivant d'un salaire souvent bien minime, vous êtes exposés à une misère profonde si la maladie vient à vous frapper. Plus de travail alors, et pour vous le travail, fils de la nécessité, est le père du bonheur. Encore, si vous étiez assez fortunés pour être traités à domicile, le mal, quoique grand, le serait infiniment moins; mais, le plus souvent, privés du strict nécessaire, vous êtes forcés de vous faire admettre dans les hôpitaux qui, sous plus d'un rapport, vous sont antipathiques, car vous savez que malgré les soins reçus dans ces établissements, on y est toujours bien malheureux, puisque là on est séparé de ses amis, de ses parents! Quitter son pauvre chez soi! laisser sa femme, ses enfants, est chose si pénible que ceux dont l'énergie morale n'est pas brisée par la souffrance, préfèrent expirer sur un grabat que de venir réclamer une place dans l'asile des souffrances.

Si la maladie a pour vous des conséquences si funestes, vous devez autant que possible la prévenir.

En vous donnant quelques conseils, nous avons essayé de vous en faire comprendre l'importance en vous initiant à quelques-uns des phénomènes de la vie. Nous avons pensé que ce qui a grandi le charlatanisme et déprécié la médecine, c'est le voile mystérieux dont on se plaît à la couvrir. Toute science mystérieuse trouve toujours de sots exploités et de misérables exploiteurs. Jamais cette exploitation n'a eu autant de ramifications étendues. On se joue, aujourd'hui, de la vie humaine comme on ne le ferait pas de celle des animaux. Lyon principalement est la cité du charlatanisme. Il n'est pas de ville où la vertu des baumes, des onguents, des pommades, des médailles, ait plus de partisants sots et crédules. Tout le monde médicamente ; les uns, ce sont les plus nombreux, n'ayant jamais pu apprendre une profession, incapables de gagner honnêtement leur vie, sont aptes à guérir certaines maladies, parlent votre langue médicale, ont soin de ne jamais froisser vos préjugés : nerfs foulés, sang maillé, crochets d'estomac démis, humeurs rentrées, bile tournée et mille autres expressions, toutes aussi niaises, leur sont familières. Ils entretiennent parmi vous ces fausses idées que toutes les maladies sont dues aux vers renfermés dans nos organes digestifs ; qu'il faut favoriser par tous les moyens les éruptions survenues à la tête des jeunes enfants ; ce sont eux qui vous conseillent des remèdes immondes. Erreurs profondes! préjugés déplorables qui ont coûté et coûtent, chaque jour, la vie à de nombreuses victimes. Sachez, une fois pour toutes, que notre corps ne renferme pas de vers, qu'ils n'y naissent et n'y peuvent vivre qu'avec la maladie du tube digestif. Il en est de même des éruptions dartreuses survenant à vos enfants en bas âge; les seuls moyens de les prévenir ou de les guérir consistent dans une bonne nourriture et une grande propreté. Ces indispositions ne deviennent maladies que par les traitements prônés par les commères, les charlatans et mis en usage par des ignorants.

Une exploitation assez étendue et qui prend chaque jour une plus grande extension, est celle du magnétisme. Les adroits, exerçant un pareil métier, commencent à s'informer de vos habitudes, saisissent avec un instinct merveilleux ce que vous leur dites, car vos paroles sont simples et leur esprit est perfide; leurs questions ont toujours un double sens; comme la bohémienne, ils vous disent : Vous avez souffert, enduré (qui de vous n'a souffert et enduré !) Vous avez éprouvé des contrariétés; votre sang s'est tourné, la bile s'est mélangée avec le sang, s'est portée sur l'estomac, la poitrine, le cœur, et alors flacon, graisse de vipère, encens mâle, onguent camphré, eau sédative, sont prescrits comme remèdes infaillibles.

L'année dernière, un fait nous a singulièrement frappés : Un menuisier, père de trois enfants, était affecté d'une paralysie des membres inférieurs. Après avoir consulté plusieurs médecins, il s'est adressé à un somnambule qui de suite l'a rassuré et lui a promis une cure radicale. D'abord, les tisanes de persil, de grenouilles, etc., furent prescrites; ensuite des frictions sur toute la surface du corps avec l'eau sédative, l'eau-de-vie camphrée, la pommade camphrée, car somnambules, magnétiseurs et toute la bande de ces adroits fripons, connaissent la prédilection de la classe ouvrière pour ce médicament, l'espèce de fétichisme qu'elle a pour cet agent thérapeutique. Ne réussissant pas, le devin a recours à un moyen étrange, la graisse de vipère. On court dans toutes les pharmacies, dans toutes les officines; enfin, ô bonheur! M. X... en possède. Le prix en est très élevé; qu'importe! Le père de famille qui n'a pour vivre que son travail est prêt à faire tous les sacrifices que peut exiger le rétablissement de sa santé; et le charlatan est si persuasif que le sacrifice est accompli. Les 31 grammes coûte 15 fr.; 62 grammes sont employés. Le mal, loin de s'amender, fait des progrès effrayants et le malade finit par succomber.

Voir un atelier si nu, si délabré, une famille si honnête et ne pas craindre de la réduire à la plus affreuse détresse, en exerçant la plus sordide exploitation, il y a de quoi révolter l'homme le plus calme et attendrir le cœur le moins sensible.....!

Après les magnétiseurs, les somnambules, les médecins à globules, il y a d'autres charlatans plus fortunés, qui exercent leur profession sur une plus vaste échelle. Comme dans la ville on ne leur permettrait pas d'éblouir vos sens par l'éclat de leurs habits dorés, et de charmer votre ouïe par le bruit de leur grosse caisse, ils ont recours à un moyen ingénieux. Les murs se couvrent d'affiches, les journaux se remplissent d'annonces. Les consultations sont gratuites, mais le remède ! L'éternel flacon, qui leur coûte quelques deniers, ils vous le vendent cinq, dix francs et même plus !

Bien différents des premiers qui ne guérissent que quelques maladies, ils possèdent un remède propre à tous les maux : maladies anciennes ou nouvelles, curables et incurables les plus invétérées, toutes sont promptement guéries.

Voyant combien le métier est lucratif et combien grande est votre crédulité, tout le monde veut être de la partie. Autrefois, on avait des sorciers, des devins, des commères; aujourd'hui, les magnétiseurs, les somnambules, les médecins à globules sont venus grossir les rangs.

Comme l'a dit un vénérable médecin: « Le brigand qui assassine laisse au moins la double ressource de se défendre et d'être secouru; mais l'empoisonneur qui surprend la confiance des malades et les tue, est cent fois plus dangereux et plus punissable. »

Déjà dans leur juste indignation, les auteurs de l'*Hygiène de la ville de Lyon* se sont élevés contre ce trafic infâme : « Il est dans notre ville, disaient MM. Polinière et Monfalcon, un individu dont nous ne prendrons pas la peine d'indiquer la profession qui doit à l'horreur même qu'elle inspire la foule de tout rang et de tout sexe qui se presse dans ses antichambres.

« Dans la rue Neuve, un charlatan, docteur affiché de toutes les facultés du royaume, qui exploite la crédulité, en proclamant pour quinze francs la guérison de la maladie vénérienne la plus invétérée, et dont la témérité cause plus de ravage parmi la population ouvrière que ne pourraient le faire vingt des maisons de prostitution les plus mal tenues.

« Rue des Ramparts-d'Ainay est une dame, très érudite il est vrai, puisqu'elle écrit ses ordonnances en latin, qui déshonore l'art de guérir en portant une main téméraire sur des fractures, et en ouvrant au grand jour un cabinet d'où partent de nombreuses ordonnances qui toutes vont à la même adresse, rue Lanterne ou rue de la Préfecture.

« Non loin du Collége, est un prophète en urine, docteur

de je ne sais quelle faculté, qui a acquis une telle vogue, que dans maintes maisons aristocratiques on vante son savoir et sa perspicacité.

« Les somnambules, les magnétiseurs, ces derniers surtout, flétrissables parce qu'ils ont reçu quelque instruction, se livrent à des pratiques honteuses qui outragent l'humanité et la morale. »

Il y a dix ans que ces lignes étaient écrites, et le charlatanisme que nous retrouvons en montant, en descendant, écrasant les faibles, les humbles, les plus méritants, n'a cessé de jeter de profondes racines.

En voyant de tels faits se produire, l'honnête homme ne peut s'empêcher de gémir sur votre crédulité et d'être indigné de l'astuce de ces fripons.

Etre au XIXme siècle, à cette époque de progrès inouïs, immenses, et voir l'homme croire aux sorciers, aux somnambules, aux devins, il y a de quoi remplir le cœur de dégoût et de pitié !

Si nous allions dans un de vos ateliers vous dire : Vous ne savez ce que vous faites, vous gâtez l'ouvrage; nous qui n'avons jamais appris votre profession, nous venons vous montrer comment vous devez travailler. Vous répondriez par un rire ironique. Eh bien! ces gens que votre aveugle confiance vous fait consulter, ne connaissent pas mieux la médecine que vous ; ce qu'ils ont de plus, c'est l'assurance imperturbable que leur donne leur ignorance et leur cupidité. Où un homme instruit est embarrassé, ils ne le sont pas. A toutes les questions ils répondent ; des absurdités il est vrai, mais peu importe, ils ont parlé, cela suffit. Ils médicamentent toujours de la même manière; leur remède est unique, propre à tous les maux. Il arrive parfois que le malade qui aurait plus promptement guéri sans remède, se rétablisse malgré la médication. Alors le charlatan embouche la trompette. Quant à ceux qui sont abîmés par la médication, ils vont mourir le plus souvent dans les hospices où on les transporte à la dernière extrémité. Comme les morts ne disent rien et que de plus les pauvres malades sont décédés dans un hôpital où personne n'a connu la cause de leur triste fin, la réputation de ces jongleurs n'a pas à en souffrir.

« L'art le plus vil s'apprend, disait Tissot, le célèbre médecin de Lausanne; on est savetier, mais avant de l'être on fait un long apprentissage. Quant à l'art le plus nécessaire, le plus délicat, il n'en faudra pas !

« On ne confie une montre à raccommoder qu'à celui qui a étudié pendant plusieurs années ce qui la fait marcher, et l'on confiera les soins de raccommoder la plus délicate, la plus composée, la plus précieuse des machines à des gens qui n'ont pas la plus petite notion de sa nature, des causes de ses mouvements, des instruments qui peuvent la rétablir! Que des escrocs ou des filoux viennent afficher qu'ils remontent les bijoux dans la perfection; s'ils ne sont pas connus, si l'on n'a pas des témoignages authentiques de leur probité, de leur habileté, personne ne leur confiera pour quatre sous de pierres fausses, ils mourront de faim; mais qu'au lieu de se faire joailliers ils s'affichent médecins, on achètera chèrement le plaisir de leur confier sa vie dont ils ne tarderont pas à empoisonner le reste. »

Il n'est pas de profession qui exige plus de dévouement, d'abnégation, de travail, que la science médicale. D'où vient donc la confiance que vous accordez à ces êtres avilis par la cupidité, la paresse et l'ignorance ?

Nous le répétons et ne cesserons de le répéter : elle vient de l'isolement dans lequel se renferme la médecine. Le meilleur moyen de faire prévaloir dans vos esprits le savoir sur l'ignorance, de faire prédominer la raison sur vos préjugés, de renverser vos injustes préventions contre la médecine, c'est de vous communiquer cette science. Comment vous la communiquer ? En donnant à vos enfants, avec l'instruction première, les notions les plus indispensables, les plus nécessaires de la médecine préservatrice, en apprenant surtout à vos filles les soins premiers que réclame toute maladie, et vous-mêmes en vous initiant aux actes principaux de notre être.

Le moment arrivera, soyez-en convaincus, où la science médicale, comme les autres sciences, aura ses cours publics. Foyer de loyale propagande, la tribune médicale enlèvera au charlatanisme ses auxiliaires les plus redoutables : la sottise et la crédulité.

P. S. — La Société de Médecine de Lyon avait mis au concours la question suivante :

Rédiger pour les ouvriers de Lyon un opuscule où ils puissent trouver les notions qu'il leur importe le plus de posséder sur leurs intérêts hygiéniques et sanitaires.

Cet écrit, adressé directement aux ouvriers sous une forme substantielle et dans un style qui sache les attacher, doit avoir pour principal but de les éclairer sur leurs préjugés, et de les mettre en garde contre les suggestions du charlatanisme.

Nous publions ce Mémoire tel que nous l'avons adressé à la Société de Médecine.

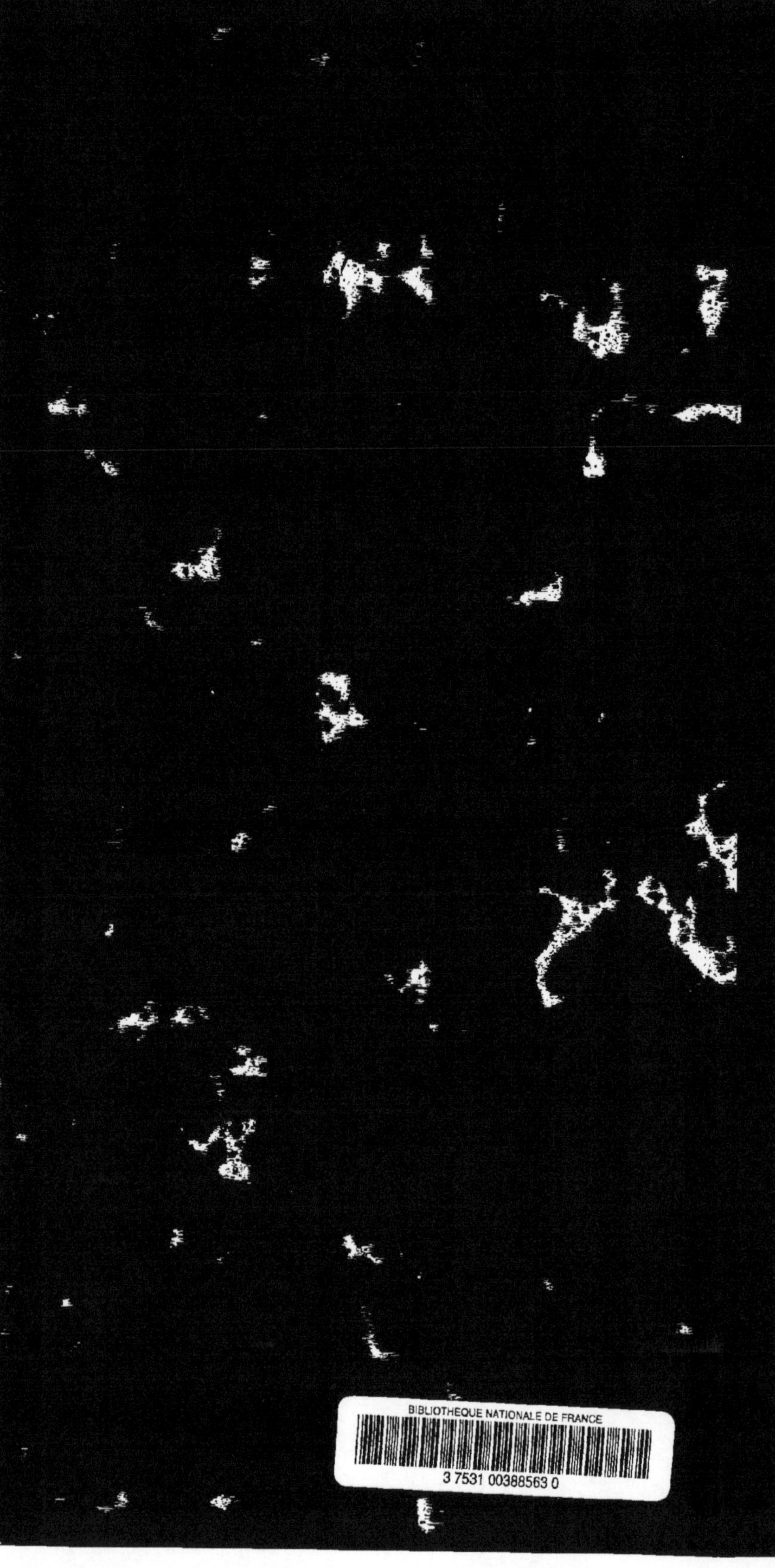

www.ingramcontent.com/pod-product-compliance
Ingram Content Group UK Ltd.
Pitfield, Milton Keynes, MK11 3LW, UK
UKHW020343250726
13967UKWH00005B/2091